Cathy Divine

Ma Petite Voix m'insuffle la Lumière

Cathy Divine

Ma Petite Voix m'insuffle la Lumière

Éditions Vie

Imprint

Any brand names and product names mentioned in this book are subject to trademark, brand or patent protection and are trademarks or registered trademarks of their respective holders. The use of brand names, product names, common names, trade names, product descriptions etc. even without a particular marking in this work is in no way to be construed to mean that such names may be regarded as unrestricted in respect of trademark and brand protection legislation and could thus be used by anyone.

Cover image: www.ingimage.com

Publisher:
Éditions Vie
is a trademark of
International Book Market Service Ltd., member of OmniScriptum Publishing Group
17 Meldrum Street, Beau Bassin 71504, Mauritius

Printed at: see last page
ISBN: 978-3-639-81168-1

Ma Petite Voix m'insuffle la Lumière

Cathy Divine

Préface

Cathy Divine écoute sa Petite Voix dans le silence et canalise des messages de son Guide Spirituel . Elle a souhaité partager ses Petites Voix pour apporter la Lumière aux Êtres afin qu'ils puissent avancer positivement dans leur Vie .

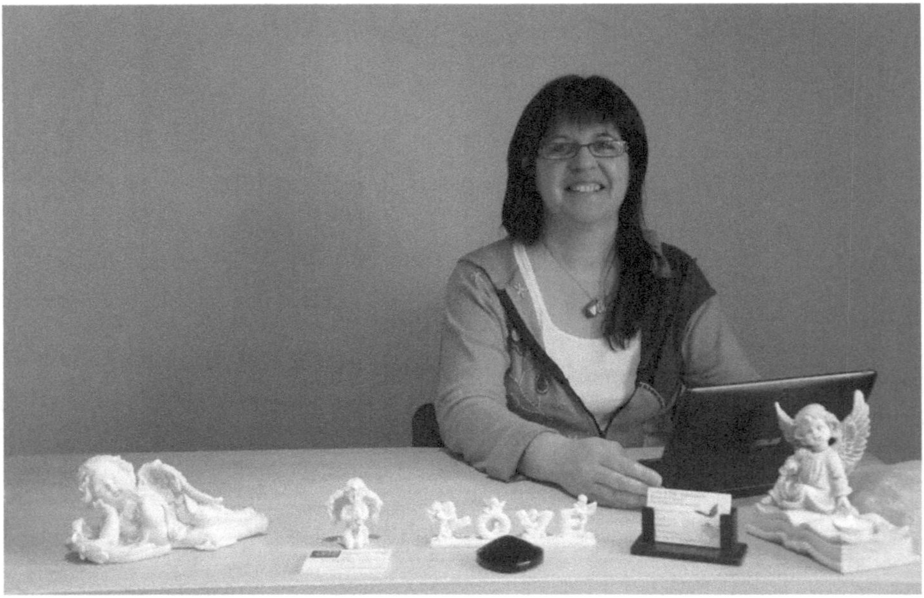

L'OPTIMISTE

Mon Coeur voit la vie du bon côté pour vibrer d'Amour
Je nourris l'intérieur de mon Etre Divin
Par mes pensées positives
Pour que mon Âme puisse s'élever et rayonner
La Lumière brille dans mon Coeur
Elle me remplie de Bonheur.

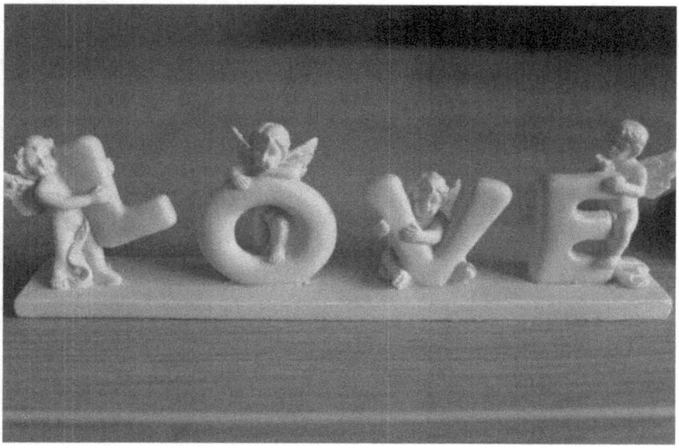

LA MEDITATION

Je me détâche de mes préoccupations pour apaiser mon mental

Je me relis au Divin , à mon Âme

pour faire grandir la Lumière dans mon Etre Intérieur

Mon Coeur est en Paix

Il vibre d'Amour

Je retrouve l'Harmonie.

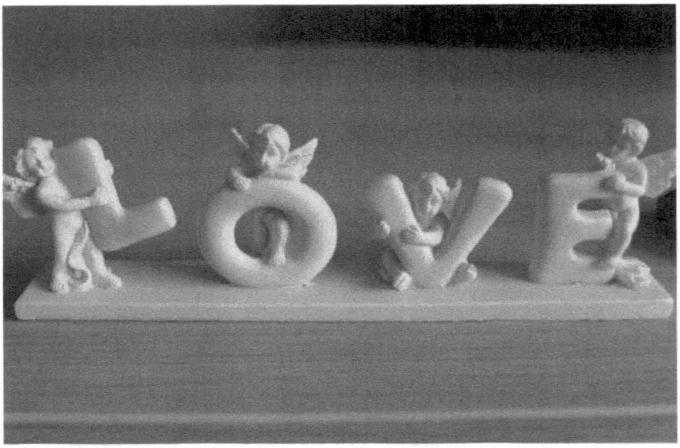

LA CONFIANCE

Aucune peur ne m'empêche d'avancer sur le chemin du bonheur

Je dépose l'Energie d'Amour sur mes blessures

Je nourris mon Coeur d'Amour

J'ai confiance en moi, en l'Univers

Il m'apporte ce dont j'ai besoin

La Paix et l'Amour dans mon Coeur

Ma Foi ,ma Force et mes pensées positives

Me guident sur le chemin de la Lumière

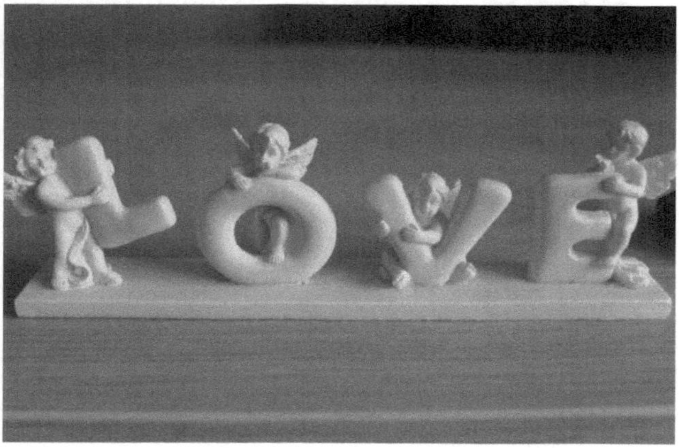

L' INTUITION

J'écoute ma petite voix intérieure

Qui m'apporte l'énergie du bonheur

Elle m'insuffle les messages pour avancer dans la sérénité

J'ai la Foi en l'énergie divine qui éclaire mon Etre

J'avance selon mes ressentis dans la Paix

Je me laisse guider par mon Âme qui illumine mon Coeur.

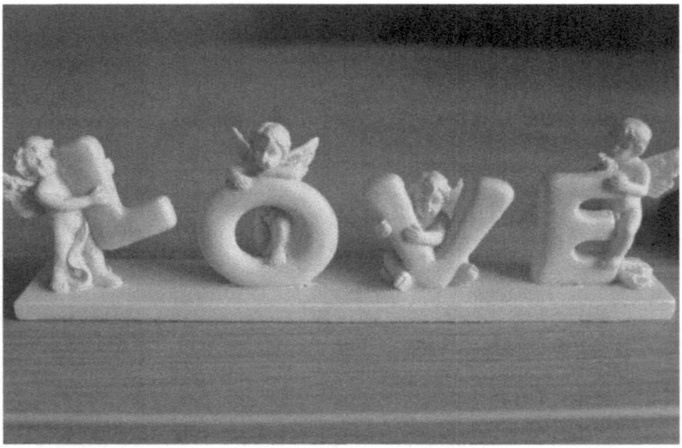

LA PROTECTION DIVINE

Je prie avec mon Coeur pour augmenter les vibrations d'Amour
et communiquer avec mon Ange Gardien
Il m'enveloppe de son Energie Divine pour me protéger
Cette Lumière brille tout autour de moi
Je suis protégée par l'Univers
Je suis un Etre de Lumière .

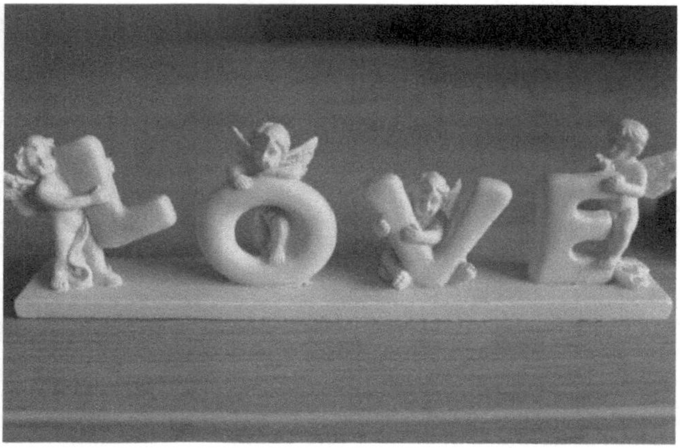

L'AMOUR INCONDITIONNEL

Au fond de mon âme,j'ai la racine de l'Amour.
Chaque jour , je sème l'Amour dans les Coeurs
En envoyant des pensées lumineuses et chaleureuses
Le pardon est la clé qui ouvre la porte de mon cœur
Pour laisser sortir l'Amour Inconditionnel
Mon Coeur vibre d'Amour .

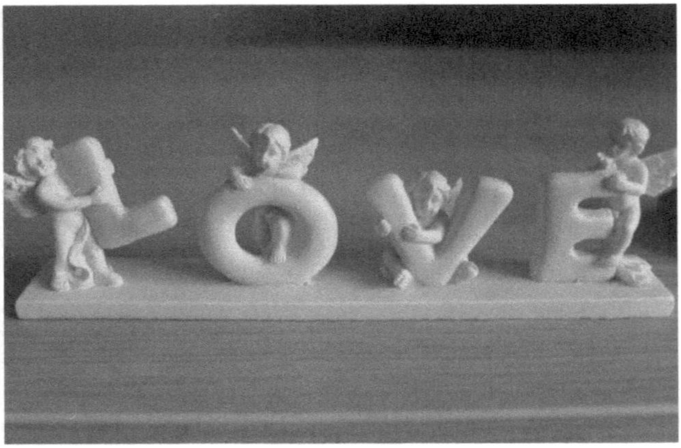

MON COEUR RAYONNE

Je dirige mes pensées vers le meilleur

Pour apporter de la couleur dans mon Coeur

J'écoute ma petite voix intérieure

La réponse est dans mon Cœur

Je crois aux Forces Spirituelles

Cela m'apporte du Bonheur .

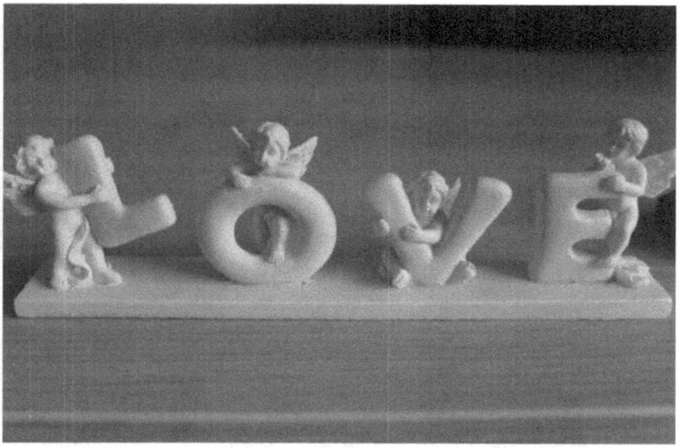

LE LÂCHER PRISE

Je remets mes inquiétudes à l'Univers

J'ai confiance en la Vie

Elle m'apporte ce qu'il y a de meilleur pour mon Coeur

Je lâche prise

Je remplis mon Coeur de Lumière

J'ai la conviction que ma route sera Amour

Je décide de vivre le moment présent

D'aimer la Vie.

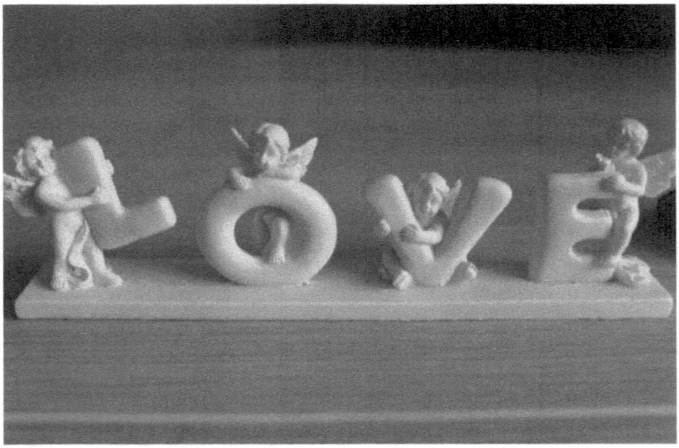

LA GRATITUDE

Je remercie tous les jours, avec Amour , l'Univers,
De tout l'Amour qu'il apporte à mon Coeur
J'apprécie la simplicité du bonheur quotidien
Merci à la Vie de m'apporter ces cadeaux
Qui me permettent de grandir dans l'Amour
Merci pour cette Force Spirituelle
Qui me permet d'avancer sur ce chemin de Lumière
J'envoie des pensées d'Amour au Ciel pour lui dire que je l'aime.

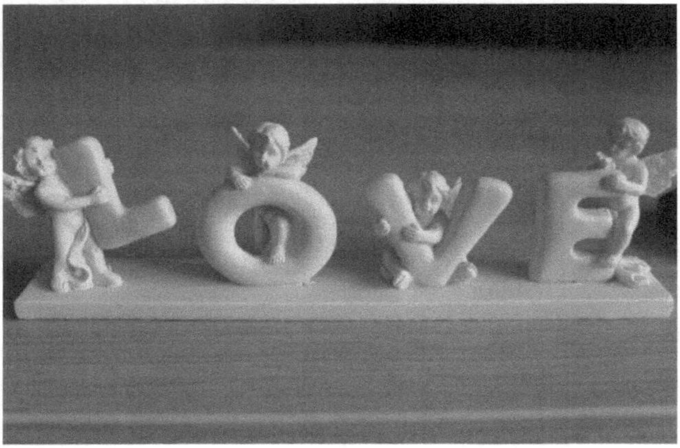

OUVRIR SON COEUR

Avec l'Aide Divine, mon Coeur est inondé de Lumière

J'ouvre mon Coeur à l'Amour

Pour apprécier la beauté de la Vie

Je vis le moment présent dans la joie

Mon Coeur sourit à la Vie

J'ouvre mon Coeur au Bonheur .

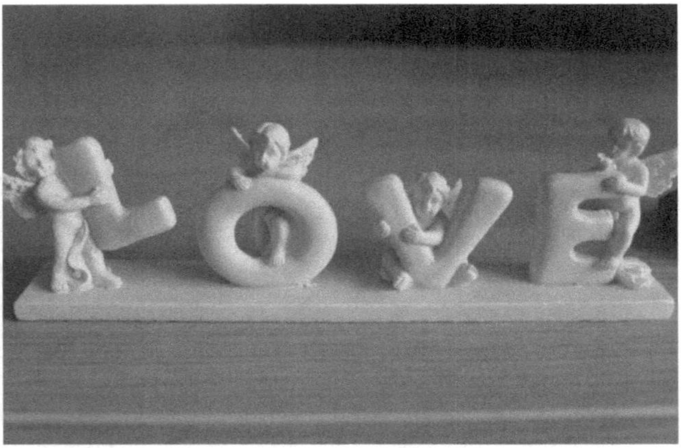

LE MONDE INVISIBLE

Dans chaque situations difficiles un Ange est près de moi
Pour m'envelopper de son Amour
Pour me relever et me guider sur le chemin de la gaieté
Je ne suis jamais seule
Je prie avec sincérité pour avoir l'Aide Divine
Mes vœux sont exaucés
Je remercie l'Univers d'être à mes côtés
Pour apporter de la douceur à mon Coeur .

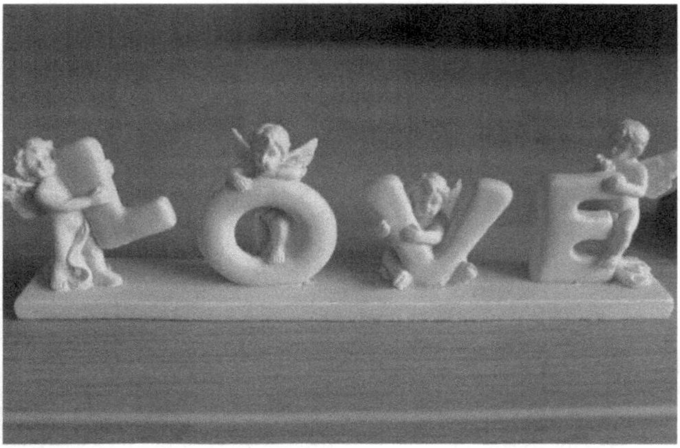

LA PATIENCE

Je ne perds pas patience
L'Aide Divine est toujours près de moi
Pour m'offrir l'Energie du bonheur
Au bon moment de ma vie pour retrouver le sourire
Je ne me décourage pas, je garde espoir
La patience m'amène sur le chemin de la réussite
Je patiente en laissant briller la Lumière à l'intérieur de mon cœur
Je vis en Paix .

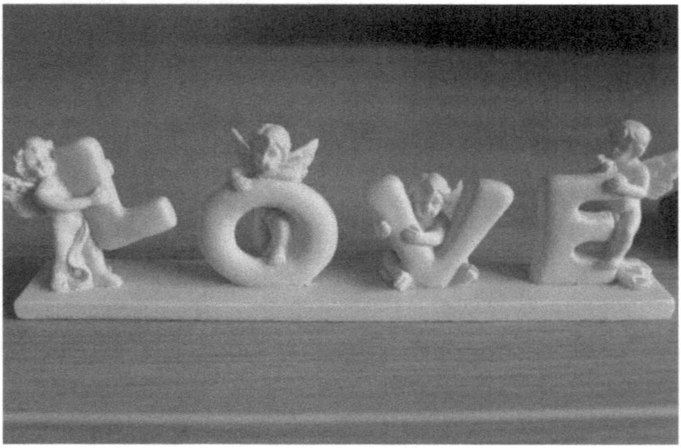

LES LECONS DE VIE

La Vie est une école où j'apprends des leçons
Elles me font grandir dans la Lumière et l'Amour
Chaque leçon est un enseignement positif pour mon avenir.
Je demande du soutien à mon ange gardien pour recevoir son Energie et sa Force.
Le soleil est devant moi .

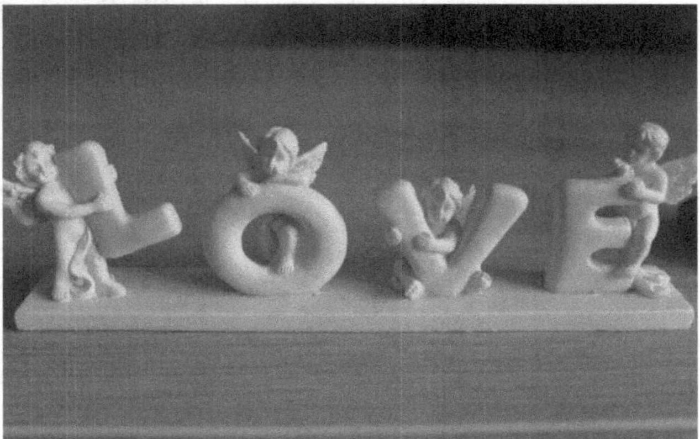

LE COEUR

Chaque jour, je prends soin de mon Coeur
Pour lui apporter l'énergie du plaisir
Je le purifie pour que l'énergie circule en douceur
Et que mon âme vibre de Lumière
Elle s'élève quand je prends soin d'elle.
Mon Coeur est Amour .

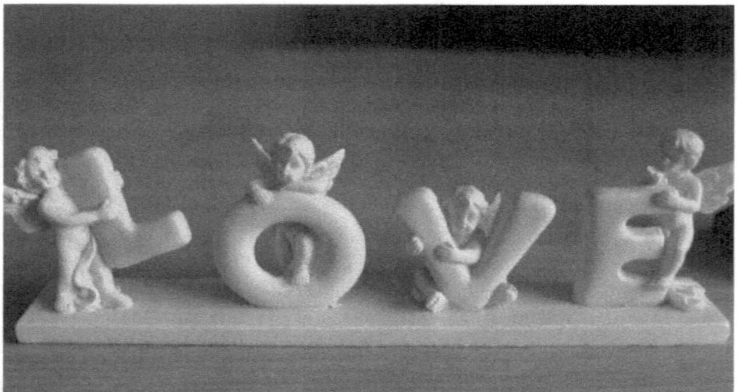

DONNER AVEC LE COEUR

J'ouvre mon coeur

Pour donner avec Amour sans rien attendre en retour

Tout m'est rendu au centuple

Je donne avec mon Coeur

L'Energie du bonheur va vibrer pour moi et autour de moi.

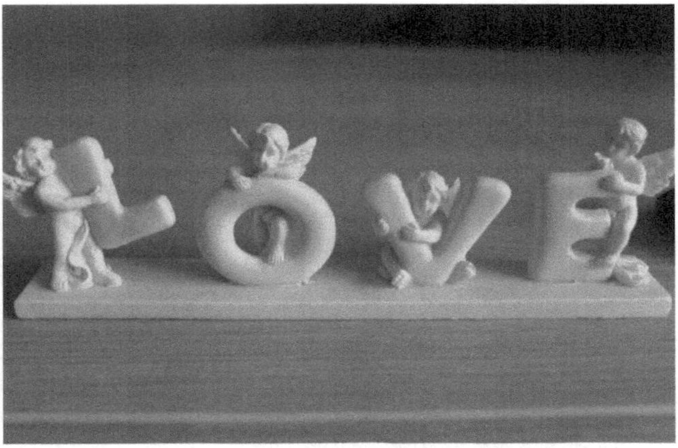

APPRECIER LA VIE

J'apprends à Aimer ma vie malgré les difficultés

J'ouvre les yeux de l'Amour

Pour apprécier le moment présent

L'Univers m'envoie des étincelles de bonheur

Cette Lumière pure est Source de joie pour mon Coeur .

J'apprécie ma Vie

Chaque jour je grandis

Merci la Vie.

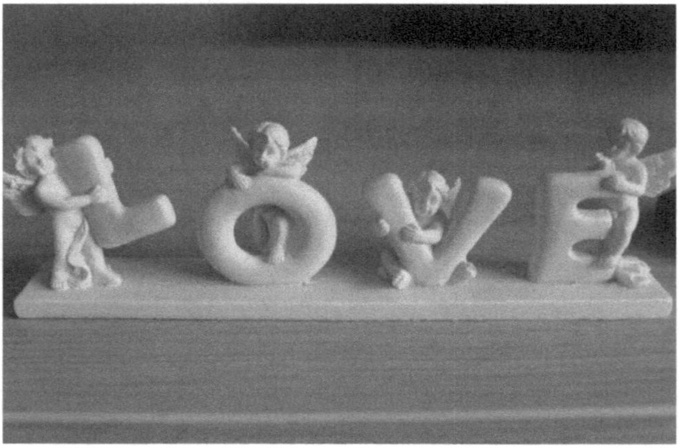

LA GUERISON

A chaque fois que mon Etre Intérieur souffre

Je demande humblement à l'Univers de purifier mon corps

D'être inondé de Lumière , d'Energie Universelle

Je retrouve la Force et l'Energie à l'intérieur de mon Coeur

La Lumière Divine circule en douceur dans mon Etre Intérieur pour retrouver petit à petit le bonheur

J'ai la conviction d'être protégé, je remercie pour l'Energie d'Amour que j'ai reçu par les plans supérieurs .

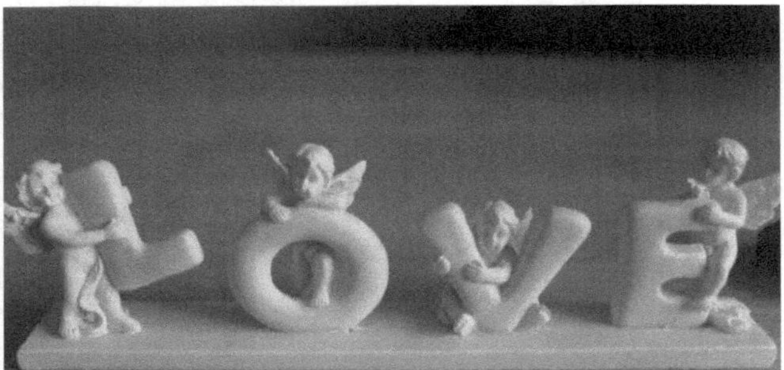

LES SYNCHRONICITES

L'Univers apporte la beauté dans mon Coeur
pour éclairer mon Âme
Les synchronicités se manifestent au bon moment de ma vie
Les cadeaux du Ciel me guident sur le chemin qui m'est destiné.
Avec tout mon Amour je remercie la Terre entière pour apporter de la magie dans ma Vie .

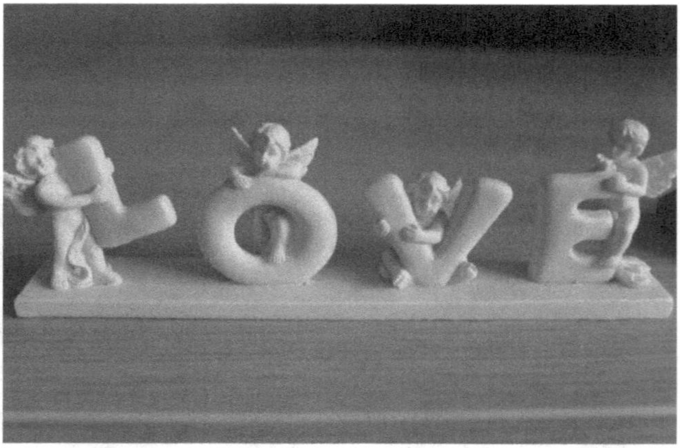

LA GENTILLESSE

J'aime les Etres qui m'entourent
Je parle avec le Coeur, avec douceur
Je sème l'Amour autour de moi
Cette Lumière diffuse dans le cœur des Etres de Lumière
Cette Energie d'Amour est Source de Bonheur
pour moi et autour de moi .

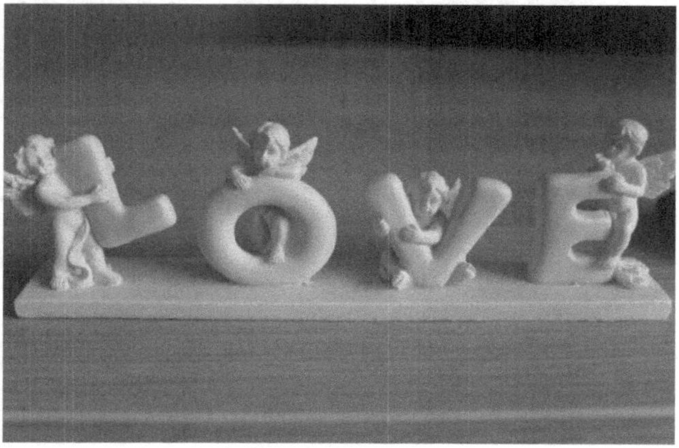

LA GENEROSITE

Mon Âme est généreuse lorsqu'elle prend plaisir à donner

J'ouvre mon Coeur pour donner le meilleur

Tout est donné avec Amour

Ma générosité apporte la sérénité et la paix dans le Coeur

La Lumière brille dans tous les cœurs.

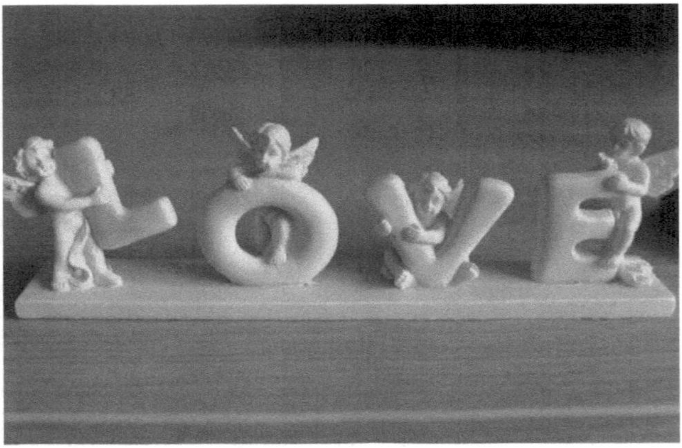

LA REUSSITE

J'entretien dans mon Coeur des pensées Lumineuses
Pour que mon Âme dégage la douceur , la Lumière
Ainsi j'attire à moi des opportunités pour réussir dans ma Vie
J'ai le pouvoir de réussir, je m'en donne les moyens.
L'Univers m'apporte son aide Divine pour avancer sur le chemin de la réussite

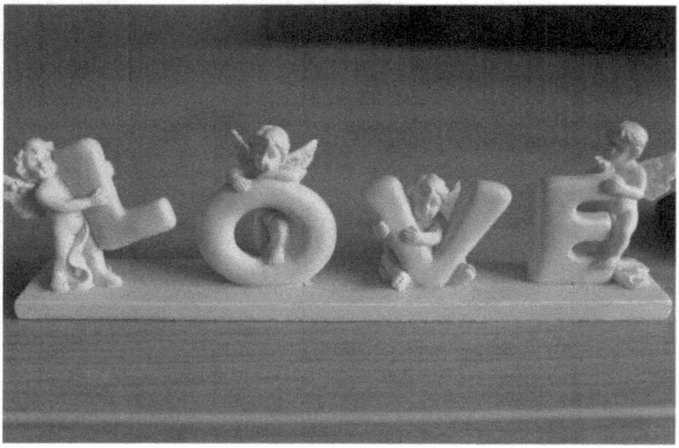

LES REVES

Je réalise mes rêves en écoutant ma petite voix intérieure,

Elle sait me guider sur le chemin de la vérité.

Je fais confiance en mon âme ,

L'Energie m'est donné par l'Univers pour concrétiser mes rêves

J'avance avec sérénité , avec le Coeur léger .

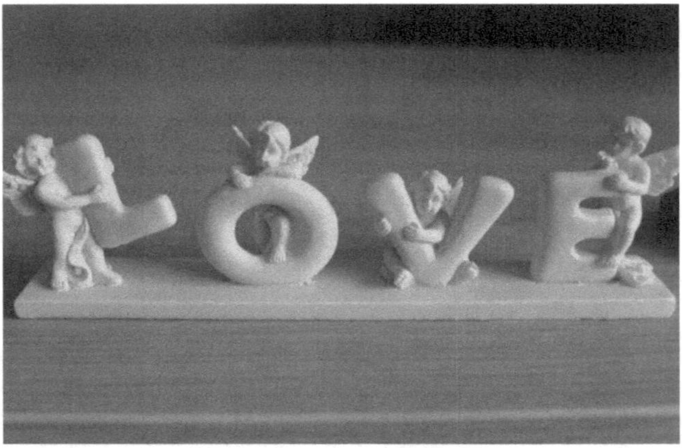

LA NATURE

Chaque jour, je prends le temps de m'occuper de mon Etre ,

de mon Âme, pour lui redonner l'Energie .

J'ouvre les yeux du Coeur pour admirer la beauté de la nature

Je libère mes pensées négatives et j'accueille l'Energie Divine pour relancer l'énergie dans mon Coeur .

La nature nourrit mon Âme et dégage l'Amour .

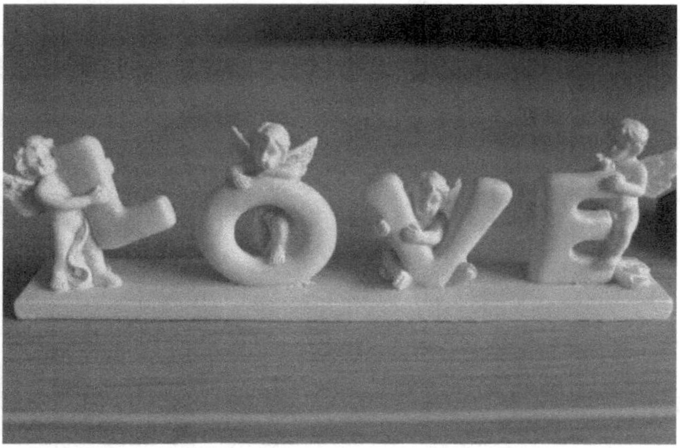

LA COMPASSION

Je tends la main du Coeur vers les Etres en souffrance

Pour leur apporter l'Energie du réconfort.

Je transmets ma joie de vivre

Je donne avec Amour , le Soleil à l'intérieur du Coeur

Pour que la Lumière éclaire l'Âme.

L'Amour redonne le sourire et la Paix du Coeur .

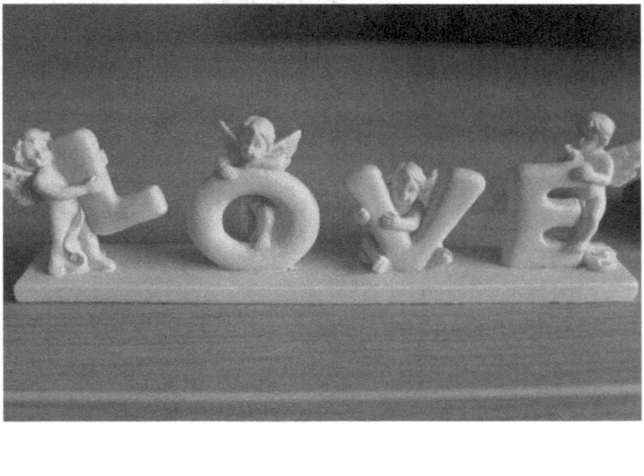

L' HARMONIE

Je libère mes pensées négatives en y mettant la Lumière ainsi
L'Energie circule harmonieusement dans mon Etre intérieur
Je retrouve un état de Paix, le silence à l' intérieur de mon Coeur.

Mon Coeur est Lumineux et Heureux .

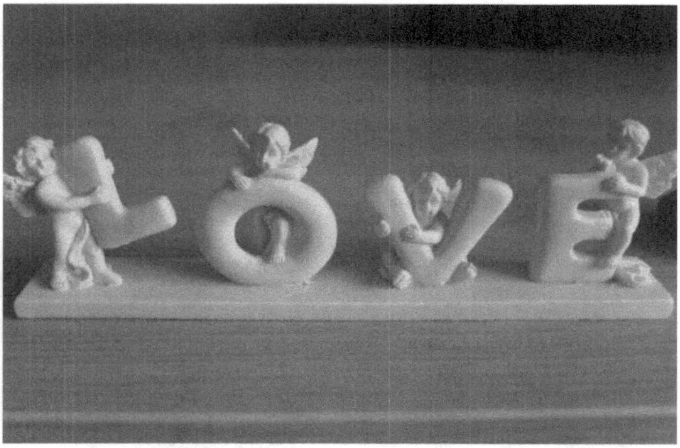

L 'EVOLUTION

Je demande au Ciel de m'accompagner pour évoluer dans ma Vie.

L'Univers met des Etres Lumineux sur ma route pour que j'évolue.

J'ai confiance aux plans supérieurs qui est Amour

J'ai confiance en mon Âme, je l'écoute

Je me laisse guider en toute sérénité

Mon Âme évolue sur le chemin de Lumière.

Je remercie la Vie .

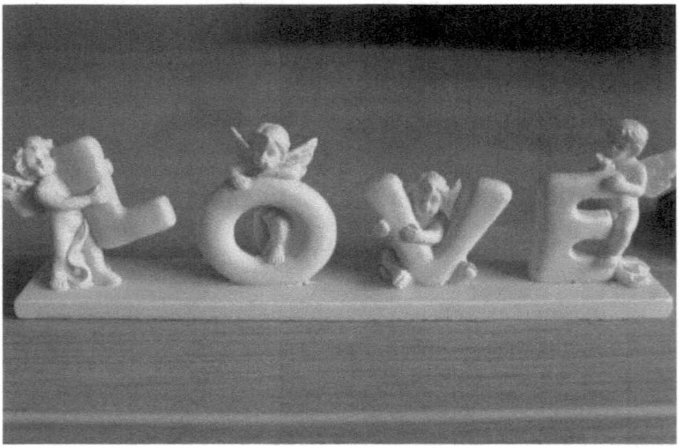

L'ANCRAGE

Tout est Energie et Amour autour de moi
J'entoure un arbre de mes bras avec tout mon Amour
Je lui demande sa Lumière pour me fortifier et m'ancrer.
Je ressens son Energie qui revitalise mon Etre Intérieur .
La Lumière circule dans tout mon Etre.
Je deviens plus calme.
Je remercie l'arbre de m'avoir donner son Energie , sa Force.

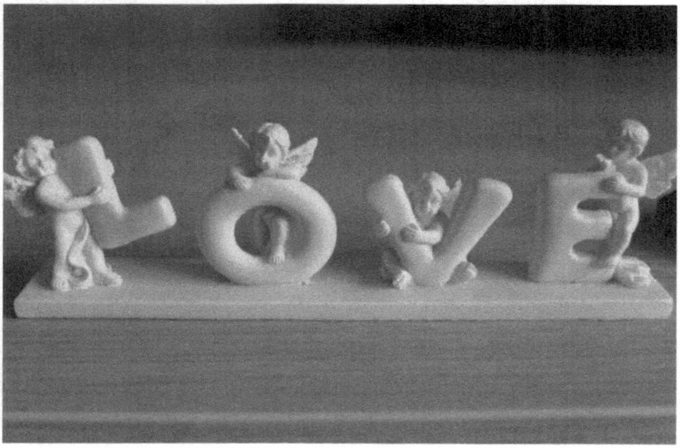

LA PRIERE

Je prie avec mon Coeur,
J'envoie des pensées d'Amour aux Etres de Lumière, à l'Univers, à mes Anges pour leur dire que je les Aime .
Je demande à mon Guide d'amener l'Energie Universelle pour apaiser le Coeur des Etres en souffrance afin que leur Coeur vibre à nouveau au bonheur .
Mes prières du Coeur sont entendues, elles vibrent d'Amour
Je suis protégée par les vibrations d'Amour émises par mon Âme .

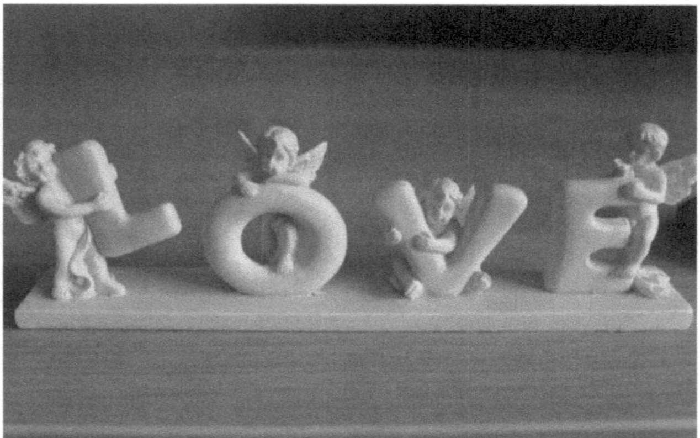

L' ÂME

Je fais des choix pour que mon Âme retrouve sa Lumière.
Je nourris mon âme de hautes vibrations comme l'Amour, la tendresse, la joie, pour que l'Energie circule dans tout mon Etre intérieur.
Mon Âme est dans la joie, elle est épanouie .
Mon Esprit et mon Etre sont en Paix.
Mon Âme est Amour .

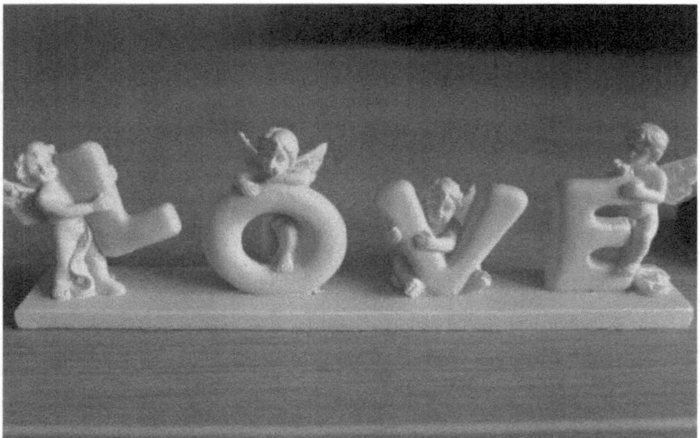

L'AMOUR DE SOI

Je m'aime, j'apprécie ma Vie , je me fais plaisir

Je profite de la Vie en prenant soin de moi

J'ouvre mon Coeur à l'Amour.

J'accepte l'Etre Divin que je suis avec mes qualités et défauts.

L'Amour de soi est une des clés pour m'épanouir et atteindre le Bonheur .

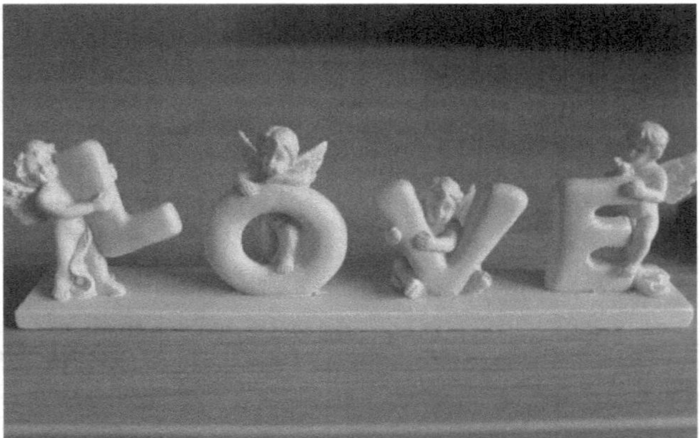

LE BONHEUR

L'Univers m'accompage pour m'apporter la Lumière

Pour trouver la paix et l'Amour dans mon Coeur

Je travaille sur ma pureté intérieure

Chaque jour, je m'apporte l'Energie

En ouvrant mon Coeur par des pensées Lumineuses

Mes pensées positives apaisent mon Esprit

Mon Âme retrouve l'Energie,

Mon Coeur retrouve le Bonheur .

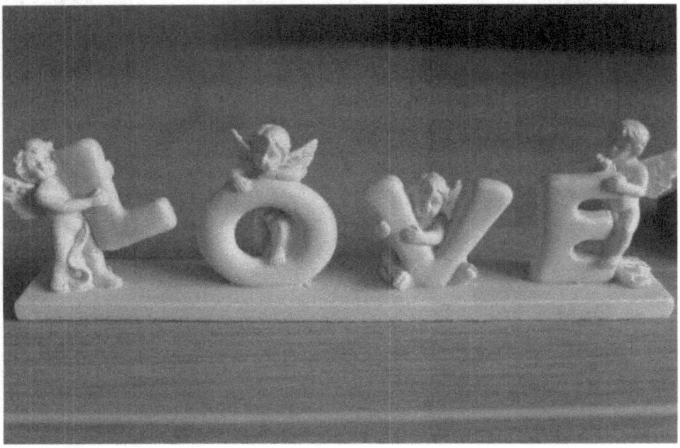

LE MOMENT PRESENT

Je lâche prise sur les évènements du passé,
Je retrouve le calme à l'intérieur de mon Coeur
Je suis heureuse et séreine en appréciant le moment présent.
Mon Etre Divin vibre de Lumière en lui apportant l'Amour tous les jours .
Je suis en harmonie avec moi -même.

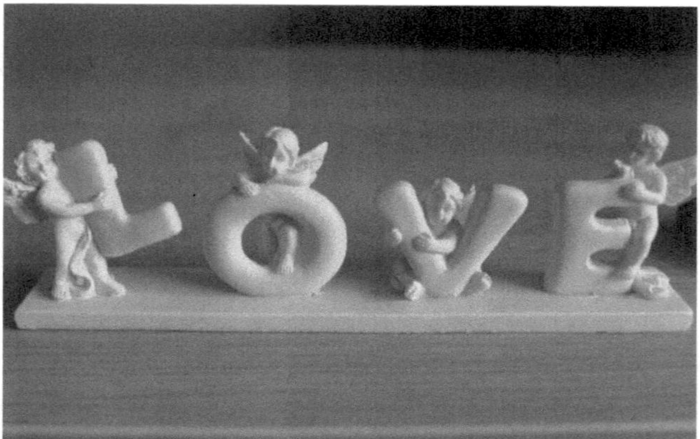

L'INTERIEUR DE MON COEUR

Je nourris mon Coeur par des pensées d'Amour
Je lui apporte la Force, le Courage en augmentant
les vibrations dans tout mon Etre Intérieur
Mon Coeur est apaisé
Je retrouve la Paix Intérieure .
La Lumière circule dans mon Coeur, tout en douceur .

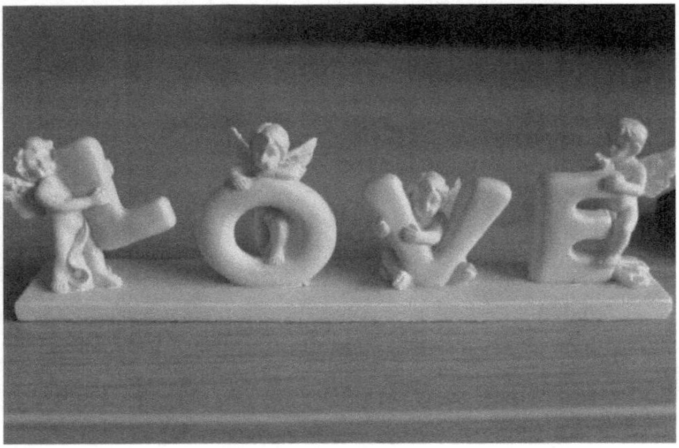

LE SILENCE

Je prends soin de mon Etre

Je m'accorde un moment de Silence

pour atténuer les bruits intérieur de mon Coeur

Je profite du Silence pour écouter ma petite voix intérieure

Tout mon Etre a retrouvé sa Lumière, je suis en Paix .

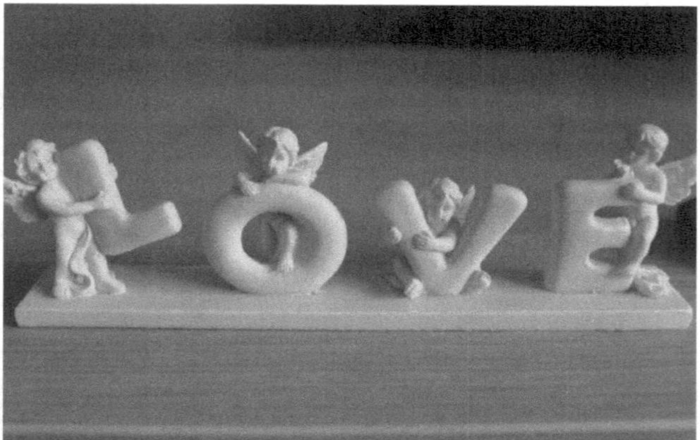

L'UNIVERS

L'Univers , les Anges, les Guides de Lumière sont Amour

Je reçois l'Energie Divine

Pour que mon Etre Intérieur soit rempli de Lumière

Cette Energie d'Amour apaise mon Coeur, élève mon Âme

Elle me guide sur le chemin de la vérité .

Merci l'Univers de m'accompagner

Merci l'Univers pour ta protection .

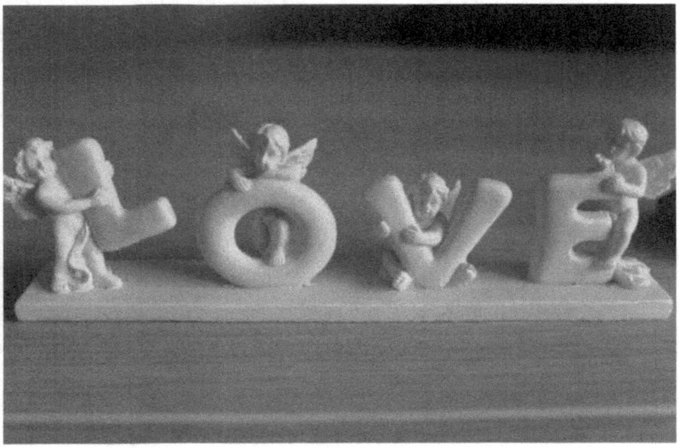

LES VIBRATIONS

La Paix intérieure apaise mon Âme

Je retrouve l'Energie et la Liberté

J'entretien des pensées positives,

Je garde espoir pour être dans des hautes vibrations

Mes vibrations d'Amour me donnent la Force pour avancer

J'attire le Bonheur dans mon Coeur.

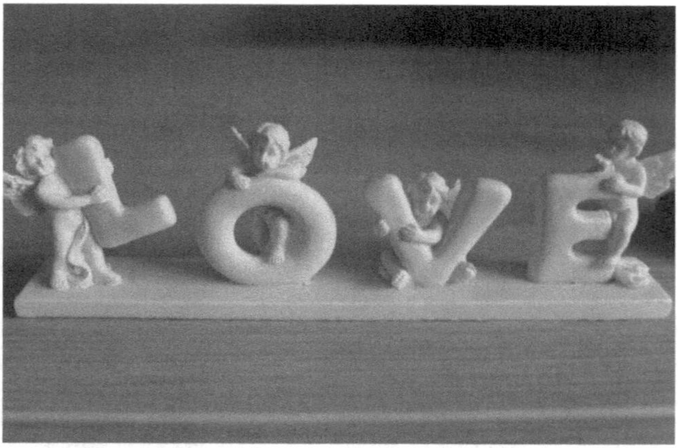

LA VERITE

A l'intérieur de mon Coeur
Cirucule la Puissance Divine qui éclaire mon Âme
En silence j'écoute l'intérieur de mon Coeur
Lui seul connait la vérité
Je me fais confiance
Je me laisse guider par l'Energie D'amour qui vibre dans tout mon Etre .

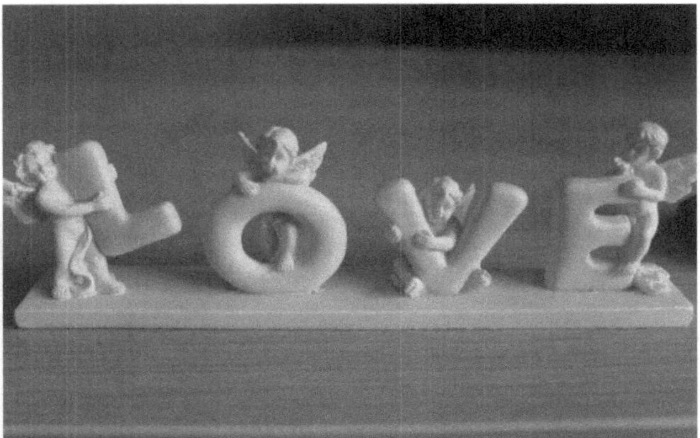

LES SIGNES

Mon Etre Intérieur est en Harmonie et en Paix
Avec Amour , je demande à recevoir un signe de mon Ange,
de mon Guide, de mon étoile qui veillent sur moi
Mes hautes vibrations d'amour me permettent de recevoir un clin d'oeil de l'Univers
La musique, un papillon, un oiseau, une plume, le prénom de mon Ange etc sont souvent des réponses à mes questions
A chaque réponse reçue, je ressens une émotion, une énergie d'amour , de la joie au fond de mon Âme.
Je remercie l'Univers pour les cadeaux qui réchauffent mon cœur.

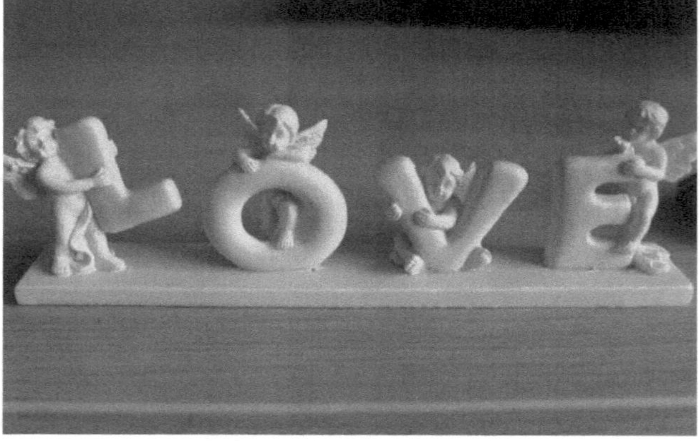

LA LIBERTE

Mon Coeur est Libre,

Aucune peur, aucun Etre ne peut m'empêcher de progresser, d'avancer dans la sérénité .

Je me relis à mon Coeur et je l'écoute.

Chaque pas que je fais, l'Energie Divine éclaire ma route .

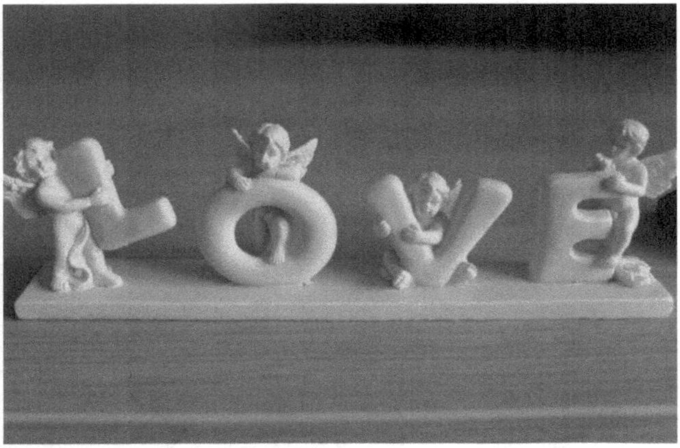

LE PARTAGE

L'Univers me guide pour recevoir des informations , des messages qui me font évoluer dans ma Vie
Ses cadeaux du Ciel, je les offre avec mon Coeur aux Êtres
qui m'entourent afin de faire progresser leur Âme.
Je partage avec Amour , je recevrai la Lumière.

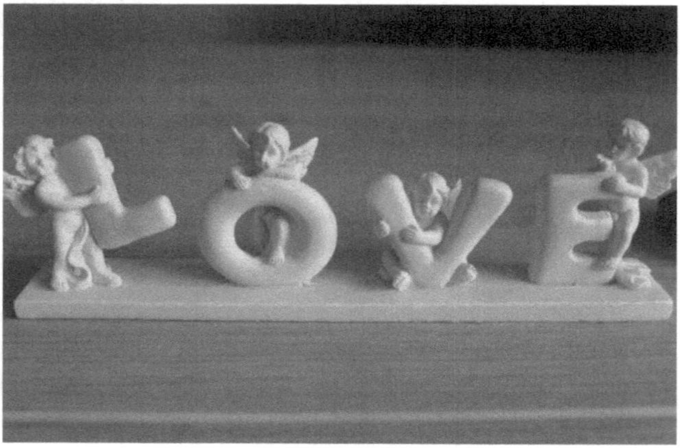

L'HUMILITE

Je suis un Etre de Lumière qui vit en toute simplicité, qui évolue chaque jour, mon Âme est heureuse.
Je ne me glorifie pas de mes succès, et je ne prétends pas être au dessus des autres .
Je remercie l'Energie Divine de m'accompagner, à me réaliser,
Sans elle, je ne suis rien .

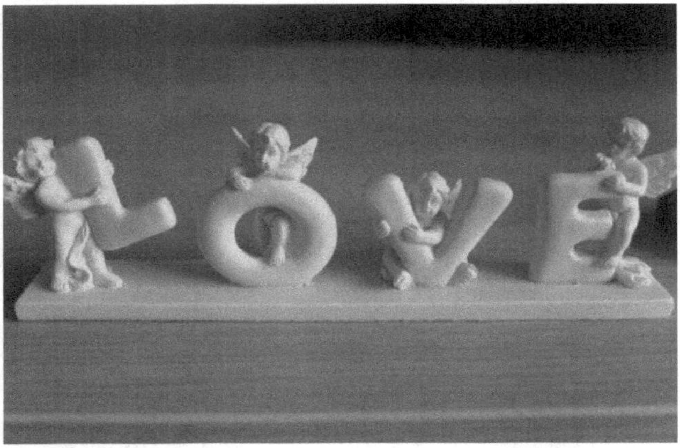

LA SOURCE

Lorsque mon corps manque d'énergie
Je me relie à la Source
Pour qu'elle inonde mon Âme d'Amour et de Lumière
Cette Energie purifie tout mon Etre Intérieur
Je retrouve la Vitalité qui me permet d'avancer,
A chaque fois, je remercie , pour l'Energie d'Amour que je reçu .

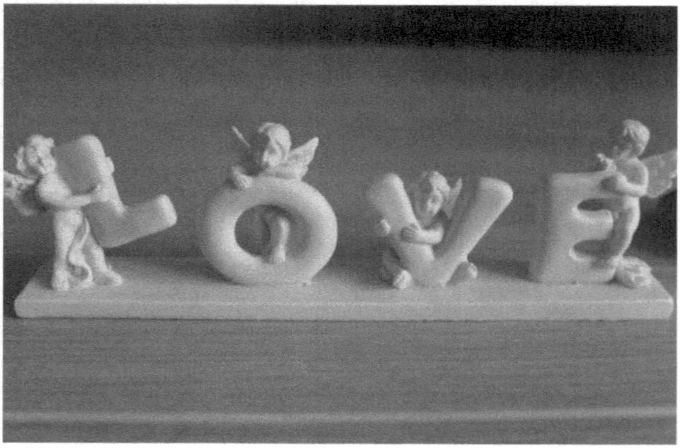

LE POTENTIEL

Chaque Etre de Lumière vient expérimenter sur Terre

J'ai du potentiel, je me fais confiance

J'ai la Foi

j'extériorise la Lumière qui est à l'intérieur de mon Etre

Mon Guide est toujours là pour m'aider à évoluer.

J'avance main dans la main avec mon Guide pour réussir dans ma Vie .

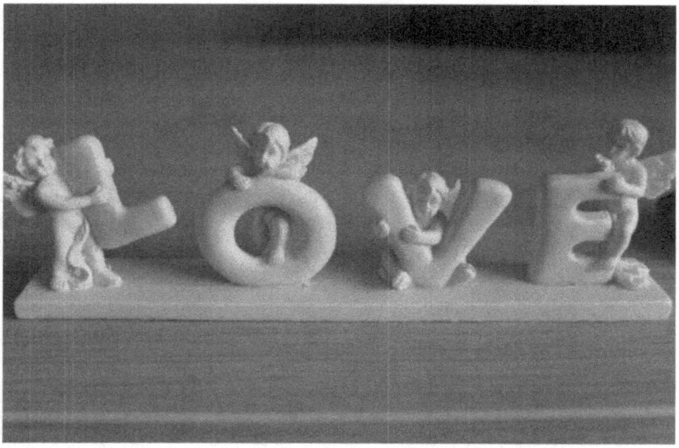

LES PENSEES POSITIVES

Chaque pensée positive que j'envoie avec mon cœur, avec sincérité est une prière qui est entendue par l'Univers .
J'ouvre mon Coeur en y déposant des pensées Lumineuses qui me donnent la Force d'avancer.
Mes pensées positives éclairent mon âme
Je l'écoute
Elle me guide sur le chemin de la Paix
Je rayonne de Lumière .

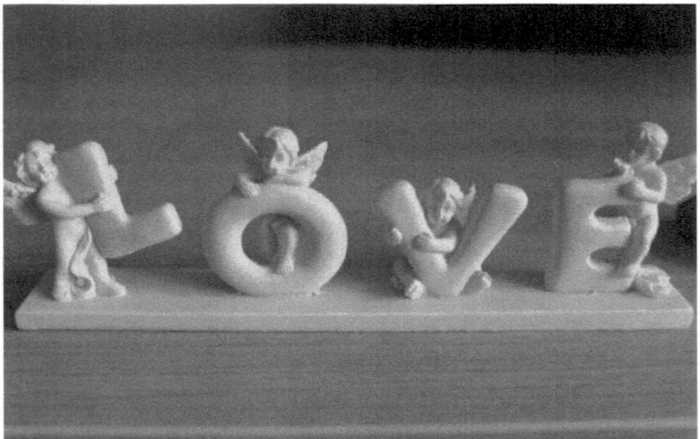

L'EVEIL SPIRITUEL

La Spiritualité est un appel de l'Âme.

J'accueille les choses à moi sans rien forcer, je fais confiance.

Mon Guide Intérieur me conduit sur le chemin qui m'est destiné.

Je laisse le Soleil briller dans mon Coeur au lieu de m'inquiéter.

Je donne avec sincérité l'Energie d'Amour sans rien attendre en retour.

La Lumière que j'ai dans mon Coeur fait vibrer mon Âme

Je ressens de la Joie et la Paix dans tout mon Corps.

Je suis un Etre qui rayonne .

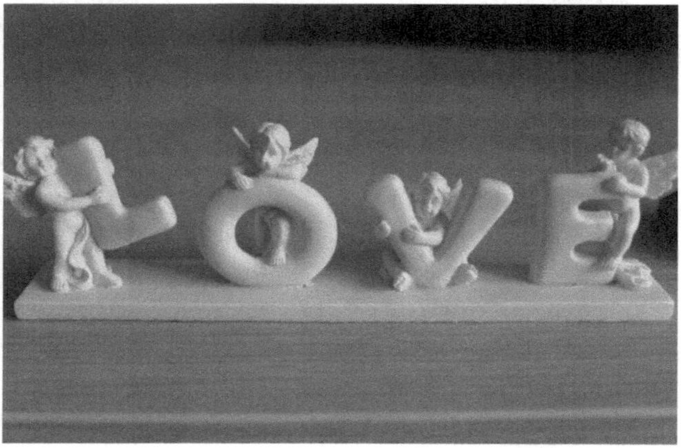

LA LUMIERE

Au fond de notre Coeur, il y a une partie sombre.

Chaque matin, j'inspire l'Energie de la Paix

Je la visualise pour la faire circuler dans tout mon Etre, par des pensées positives pour garder la Lumière Intérieure

J'expire la partie sombre qui encombre mon Coeur pour retrouver l'harmonie et le bonheur .

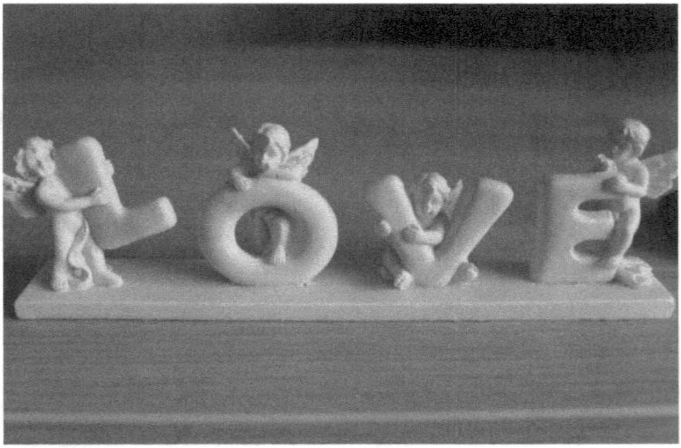

Mon Guide Intérieur

Tout Etre qui se relie à son Guide trouvera les réponses en ayant son regard à l'intérieur de son Coeur et non à l'extérieur .
J'apporte l'énergie de la Paix à mon Âme par la méditation
L'étincelle Divine me guide vers ce qui est le plus juste pour mon évolution, pour faire les bons choix.
Je lui fais confiance .

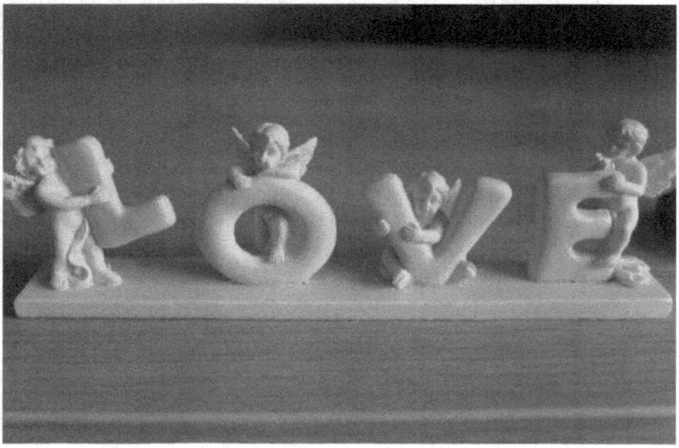

UN MOMENT DE BIEN -ÊTRE

Il est nécessaire de prendre soin de son Âme pour qu'elle garde sa Lumière Intérieure.

Ce bien -être que je m'accorde, détend tout mon Être, je libère les tensions de mon Coeur pour retrouver la Plénitude.

L'Énergie diffuse dans chaque partie de mes membres, de mes cellules ainsi je retrouve la vitalité .

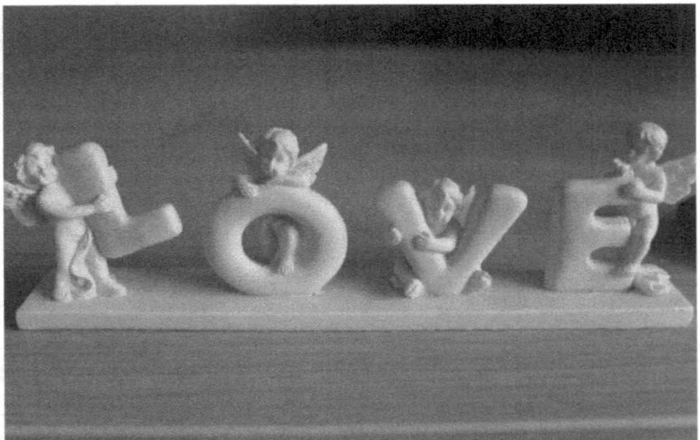

RESPIRE L'AMOUR

Je suis un Etre Lumineux,
Pour conserver cette Energie qui éclaire mon Âme, je demande à mes Anges de m'envelopper de leurs douces ailes pour ressentir leurs vibrations.
J'inspire leurs Energies d'Amour qui purifient et apaisent mon Coeur .
En expirant, je partage cette Lumière Divine autour de moi avec la pure intention que toutes les Âmes en souffrance puissent vibrer d'Amour .

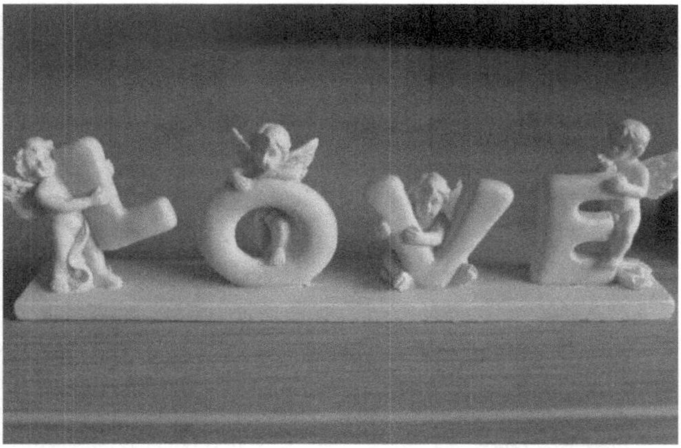

RETROUVER L'ENERGIE

Lorsque ma Lumière Intérieure est affaiblie par la négativité de mon entourage, je m'autorise à me recentrer en m'envoyant de l'Amour, à lâcher prise sur les événements qui sont là pour mon évolution.
J'ai le droit de m'entourer des Etres Lumineux ,enthousiastes, ainsi je retrouve l'énergie pour avancer vers la Lumière, mon Coeur est en Paix.

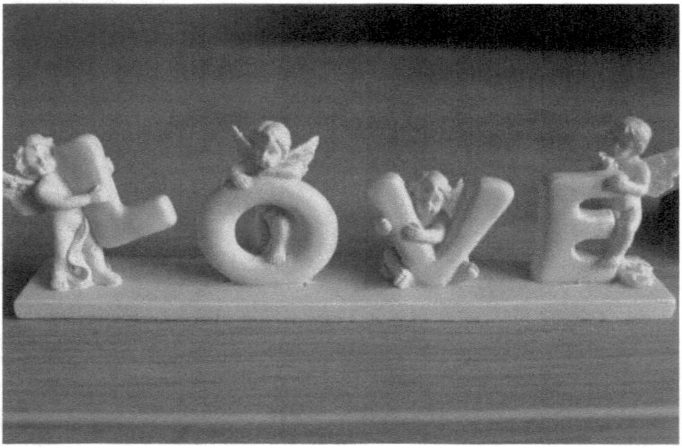

LES CHOIX

Chaque proposition qui se présente à moi,
Je me connecte à mon Moi Supérieur pour savoir si mon Âme vibre de joie.
Lorsque mon Coeur ressent le Bonheur , c'est que l'Univers m'a guidé pour faire le bon choix .
Je remercie le Divin de m'apporter le Soleil pour me permettre d'évoluer .

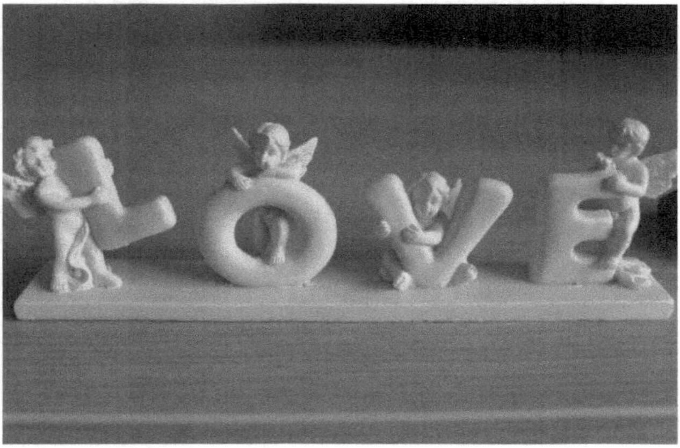

LE DIVIN

Chaque matin, mon Coeur est relié au Divin pour lui dire combien je l'aime .
J'envoie la Puissante Energie d'Amour à tous les Etres présents au fond de mon Âme, sans oublier les étoiles qui brillent pour moi .
Je ne suis pas seule, je suis entourée d' Energies Supérieures
qui remplissent mon Être de Paix, d'Amour et de Lumière .

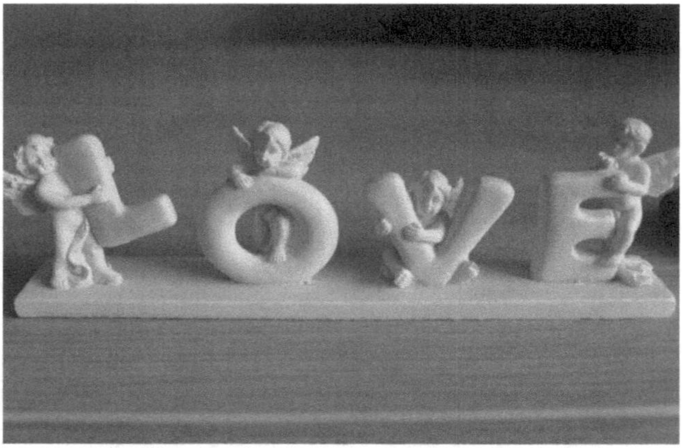

LA DOUCEUR

Chaque jour, mon regard est Lumière
Mes paroles sont Amour, elles sont le reflet de mon Âme
Mon sourire apporte le Soleil
Ma tendresse, mes gestes apportent la Paix, l'Amour
Je choisis d'apporter l'étincelle du Bonheur qui vient de mon Coeur.

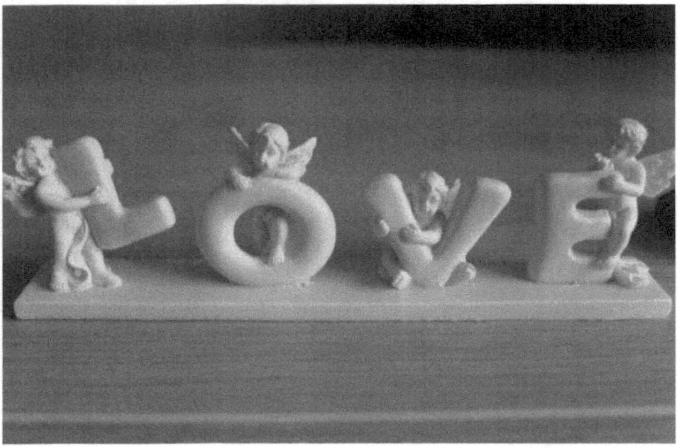

LA GUERISON INTERIEURE

Je cherche à l'Intérieur et non à l'Extérieur de mon Coeur la solution pour trouver la Guérison Intérieure.

Je prends soin de mon Âme en lui apportant de l'Amour, la joie,

La Lumière finie toujours par arriver avec l'aide Divine, je ne suis pas seul(e)

Mon Coeur va s'éclairer

Tout mon Etre va retrouver l'Energie de la gaieté .

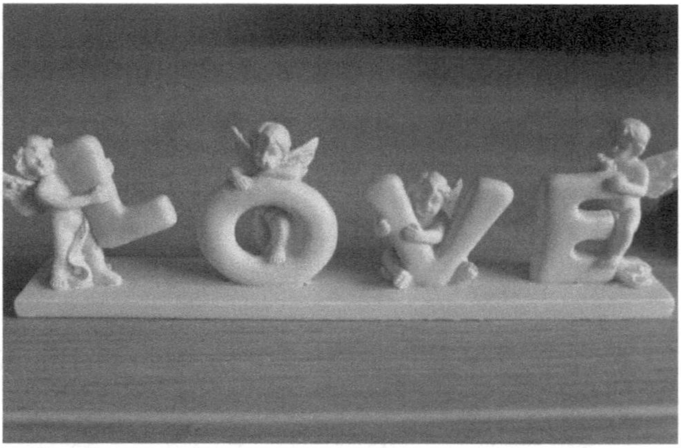

UN ETRE SUR TON CHEMIN

Je prends conscience que chaque Être que je croises
sur mon chemin peut déclencher en moi une souffrance
intérieure .
Il a juste réveillé des mémoires, des blessures anciennes
que je dois me libérer afin de pouvoir avancer sur mon chemin
de Lumière, dans la Paix et dans l'Amour du Coeur .
Je remercie le Ciel d'avoir mis cette personne sur ma route
elle m'a permis de faire évoluer mon Âme.

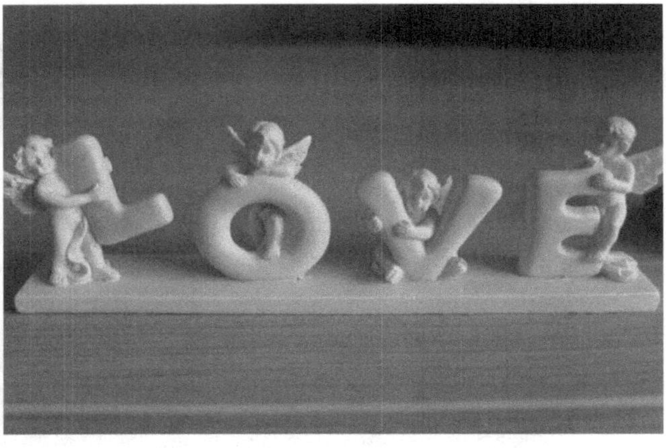

PROTEGE -TOI

Je me protège des cœurs sombres qui souhaitent éteindre ma Lumière intérieure,

Mon Âme est Amour

Je continue à faire briller le soleil à l'intérieur de mon Être

J'écoute ma petite voix

Elle sait ce qui est juste pour moi

Je me laisse simplement guider en écoutant mon Coeur

Peu importe ce que pense les Êtres autour de moi

Je n'agis pas en fonction des autres

Je fais les choses avec mon Coeur, avec Conscience

Je partage l'Energie d'Amour de mon Coeur

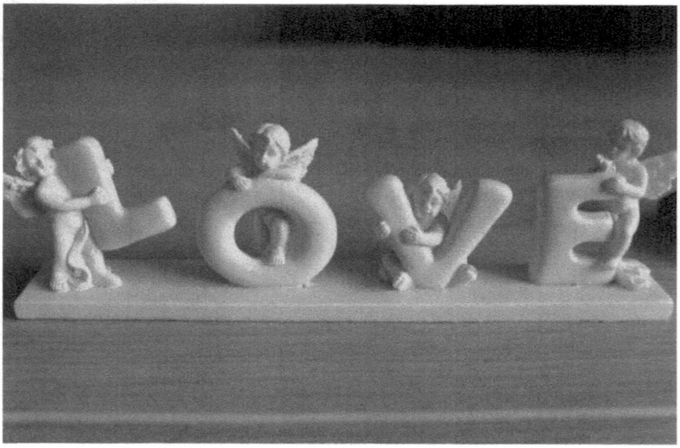

Pour répandre le Bonheur .LA PURETE DE MON COEUR

Chaque jour ,

Mon Coeur émane l'Amour en envoyant des pensées chaleureuses

Cette Energie participe à la guérison de la Terre, des Etres

L'Amour absorbe ses mauvaises Energies pour laisser place à la Paix, et à la Lumière .

Je remercie les plans supérieurs de m'aider pour apporter cette chaleur pour adoucir les Coeurs .

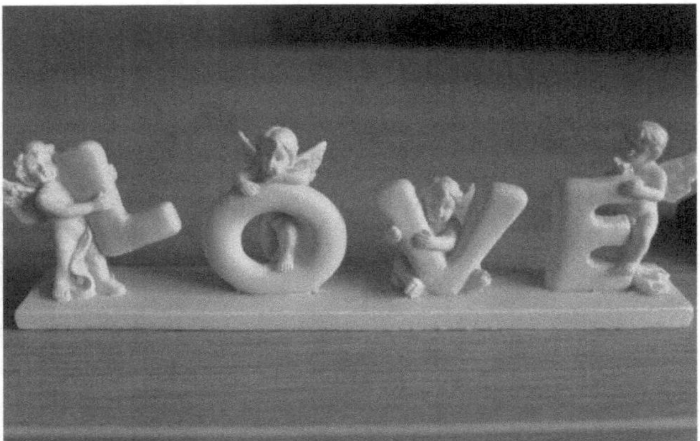

MON ÂME PROGRESSE

Chacun de nous à la possibilité d'évoluer pour trouver la Paix
l'Amour dans son Être.
L'évolution, je ne l'apprends pas,
Mon Âme progresse lorsque je me remets en question
J'évolue à travers les expériences de la vie.
J'écoute l'intérieur de mon Coeur qui me fait avancer .
Merci l'Univers de faire évoluer mon âme sur mon chemin de
Lumière .

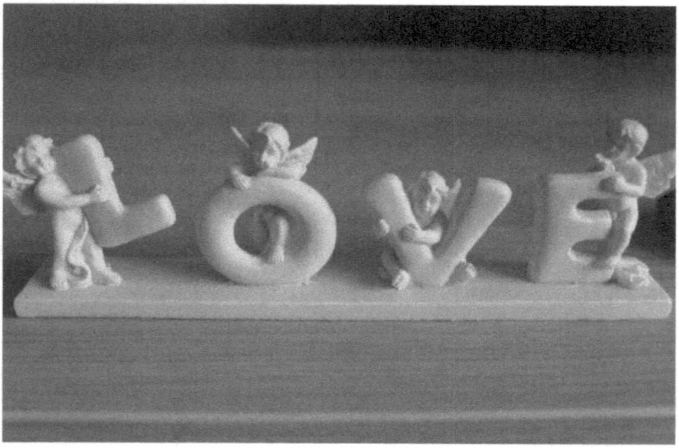

UN COEUR JOYEUX

Je relativise sur mes expériences de Vie

J'évite d'avoir des pensées à basses vibrations

Je conserve des pensées Lumineuses

Mon Coeur est ainsi heureux

Je transmets mes vibrations positives autour de moi

Pour apporter de la joie.

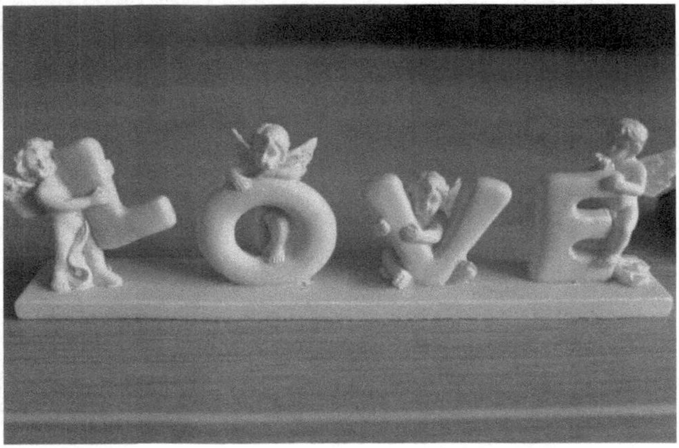

AIMER

J'apprends à aimer l'Être Divin qui est en moi,

avec mes qualités , défauts et sans jugement

Je m'aime, je suis Amour, je suis Lumière , j'ai confiance en moi.

Je suis un Être de Lumière qui vibre l'Amour .

Je peux ainsi Aimer Inconditionnellement tous les Êtres qui m'entourent et leur apporter l'Amour dans leur Coeur pour qu'il rayonne .

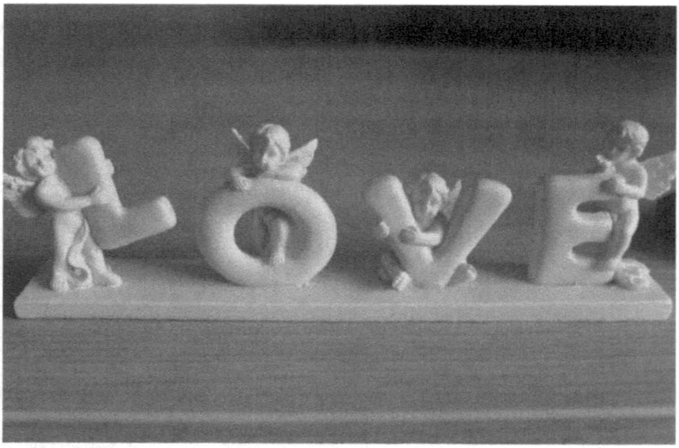

CHASSER MES PEURS

Chaque fois que mon Être ressent une peur, une angoisse j'ouvre mon Coeur , avec sincérité , en demandant de l'aide à l'Univers, pour recevoir l'Energie Divine afin de chasser mes mauvaises énergies , et éclairer mon Âme .

Mon Coeur retrouve la Paix, la Lumière Intérieure .Je remercie d'avoir reçu l'Aide Divine.

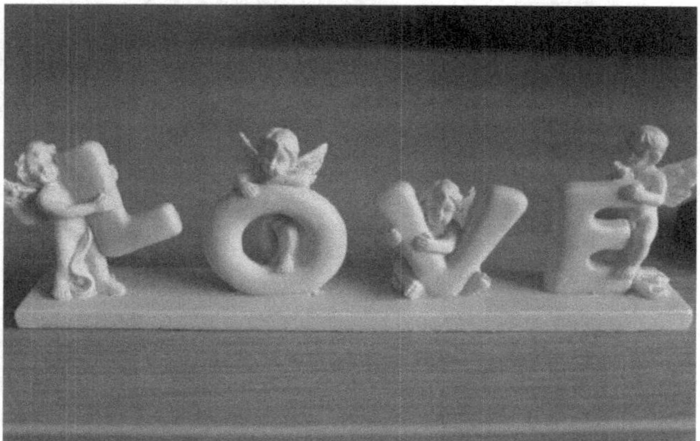

L'EGO

Si mon Âme souffre

C'est l'égo qui s'exprime

Je lâche prise

Mon Coeur retrouvera le sourire

Je me relie à l'Energie de mon Coeur

Lui seul pourra m'apporter l'énergie du Bonheur .

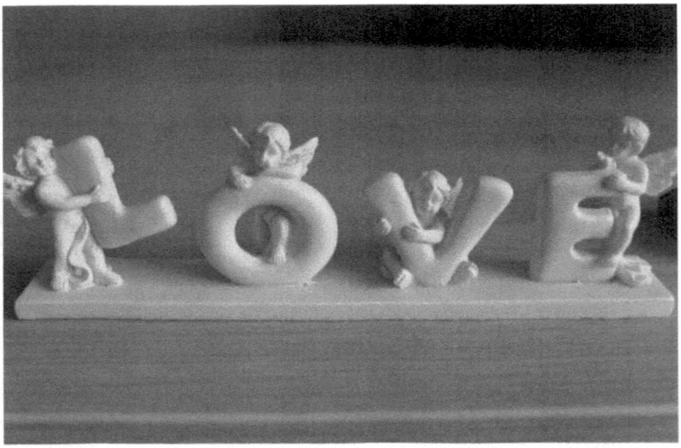

FAIS DE TON MIEUX

Chaque jour

j'écoute mon âme

Je fais un bilan de ma journée

J'améliore ce qui doit être amélioré

pour que mon Être soit en totale harmonie

et dans l'Amour du Coeur

Je fais de mon mieux, mon cœur sera heureux.

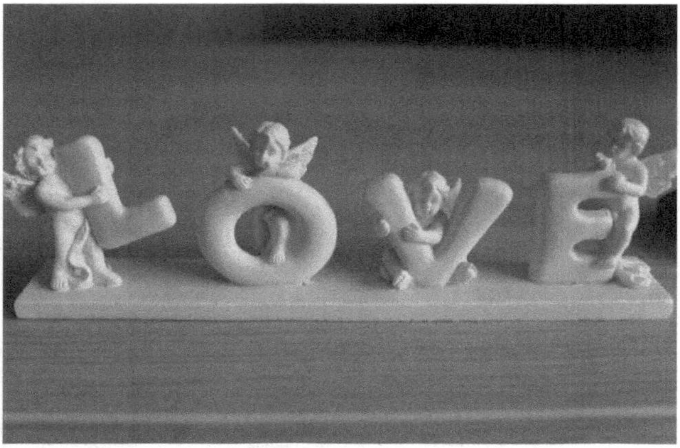

J'ECOUTE MON GUIDE

J'écoute mon guide

Il se trouve à l'intérieur de mon cœur

Je lui fais confiance

Il me guidera toujours sur le chemin de l'Amour

Mon guide ne veut que mon Bonheur

J'ouvre mon Coeur

Je prends le temps de l'écouter

Mon guide aime communiquer avec moi

Pour m'apporter de la joie, l'Amour au fond de moi.

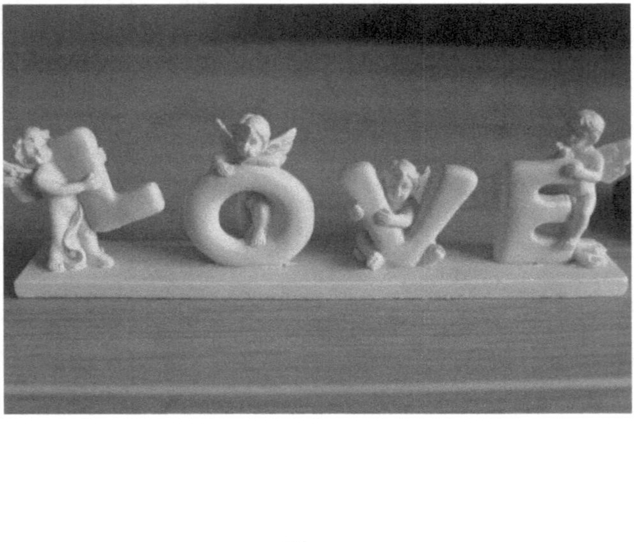

SE PURIFIER

Je purifie mon lieu de vie
Je purifie l'intérieur de mon Être
Pour que la Lumière circule et m'éclaire
J'accueille les nouvelles Energies
qui m'apporteront la gaieté et la sérénité
Mon Être rayonnera de Paix d'Amour et de Lumière .

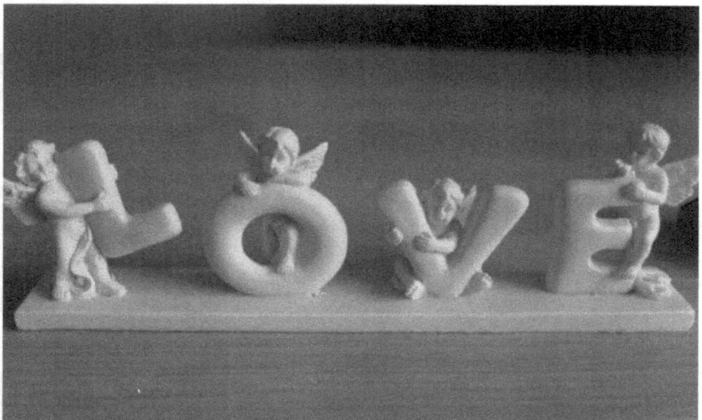

DES ÊTRES SOMBRES

Des Êtres sombres feront toujours pleurer mon Coeur

Je demande l'Aide Divine

Je m'entoure d'Être Lumineux

Pour que mon Âme retrouve le sourire

Et éclaire mon chemin de Lumière .

Merci l'Univers de me protéger .

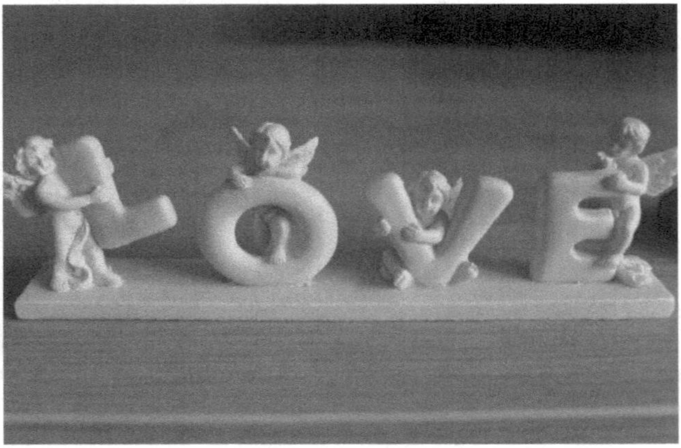

LA LUMIERE EST DEVANT MOI

Mon âme sait que la Lumière est devant moi

Chaque jour j'ai des pensées d'Amour pour élever les vibrations de mon Être

Je vois le meilleur autour de moi, cela me remplie de joie

Je nourris mon Âme de Lumière

Ainsi je suis en harmonie avec moi – même

Je peux apporter de l'aide aux cœurs blessés

L'Energie d'Amour cicatrice leurs blessures

Petit à petit , ils retrouvent la sérénité

Chaque Être retrouve le goût à la vie

Le bonheur à l'intérieur de leur cœur

L'Âme vibre d'Amour , de Paix et de Lumière .

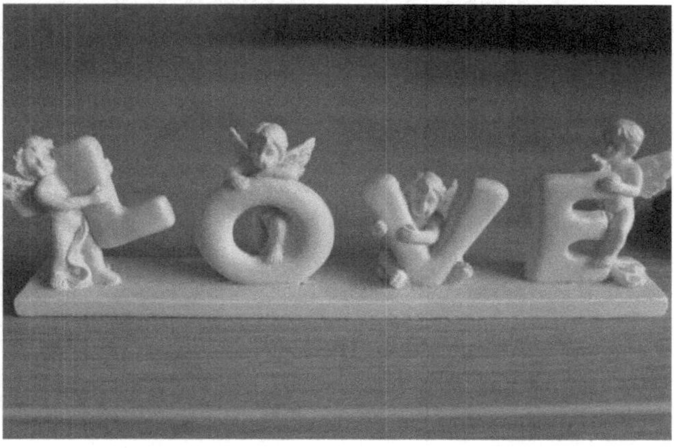

LA LOI D'ATTRACTION

Dans mon quotidien , j'adopte une attitude positive,
un état d'esprit lumineux ainsi j'attire à moi les situations
positives .
Je maintiens les bonnes vibrations de mon Être pour ressentir la plénitude, la paix à l'intérieur de mon cœur.
Je fais ma demande avec confiance, avec Amour à l'Univers
Je crois, j'ai la Foi,
J'obtiens ! Gratitude !

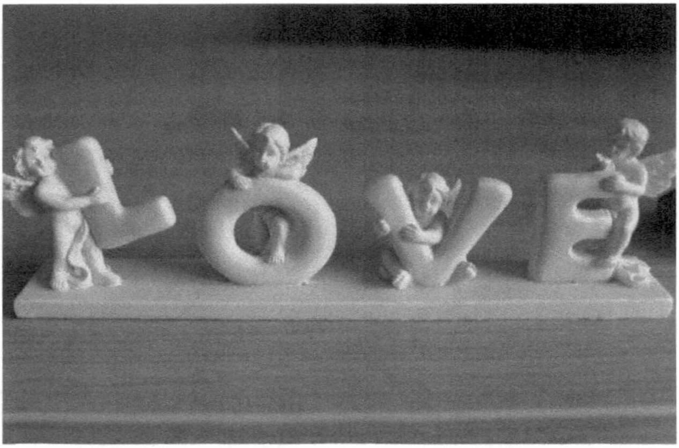

LA PAIX INTERIEURE

Je cesse de nourrir des basses vibrations ,
Dans le silence ou par une musique Divine
Je me connecte à mon Âme, à la Source
Pour apporter la Lumière à mon Être,
Je retrouve le calme à l'intérieur
Mon coeur vibre de belles énergies,
Mon Coeur sourit grâce à l'Energie Divine
Merci l'Univers !

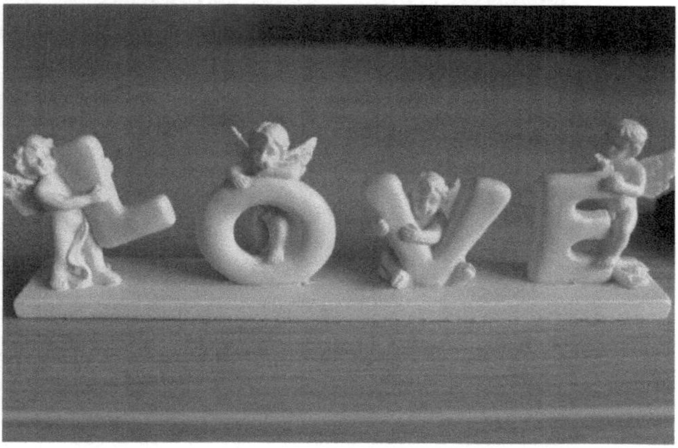

CONFIANCE EN SOI

Chaque difficulté que je peux rencontrer sur mon chemin
Elles sont là pour me faire grandir
je dois les accueillir avec mon Coeur
Je suis entouré(e) d'Energies Divines,
L'Univers me donne la Force pour avancer
Je ne suis jamais seul(e)
Je possède toutes les capacités pour réussir dans ma Vie,
Je me fais confiance .

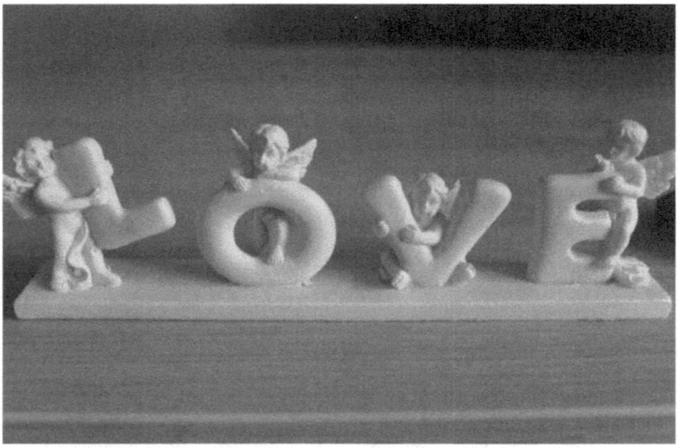

UNE PENSEE D'AMOUR

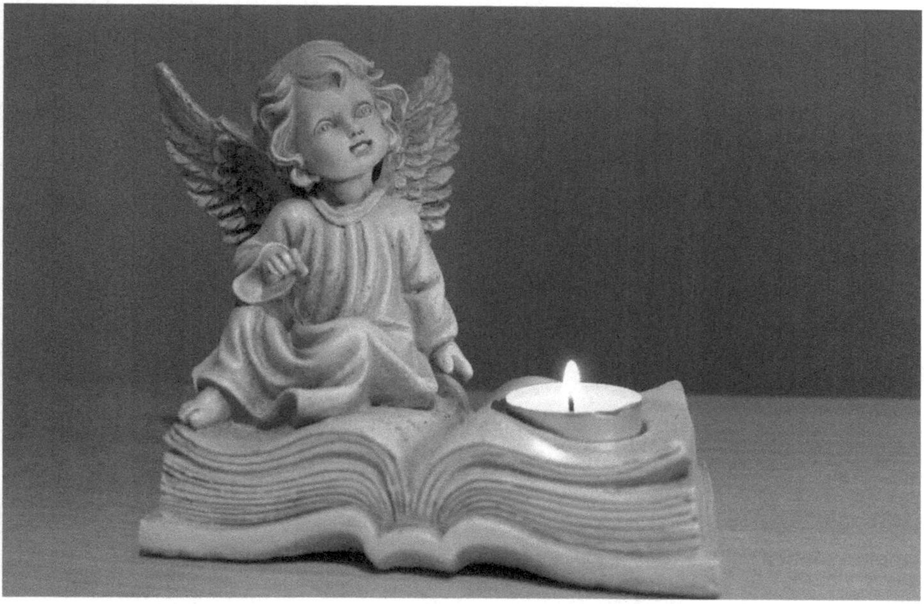

J’allume cette bougie pour mes ami(e)s qui m'apportent chaque jour le sourire et l'énergie pour continuer à évoluer : Paix Amour et Lumière pour vous et autour de vous .

Cette Lumière vibre d'Amour et de Paix :

Pour toutes les personnes en souffrance afin qu'ils retrouvent le bonheur dans leur cœur

Pour tous les Anges Célestes et Terrestres qui sont

toujours là pour nous .

Ils sont Amour, ils veulent notre réussite et notre Bonheur

Que cette Lumière puisse éclairer la Terre

QUE LE MONDE ENTIER VIBRE D'AMOUR ET DE PAIX.

REMERCIEMENTS

Je remercie mon Guide Spirituel d'être près de moi pour transmettre ses messages d'Amour et d'Espoir. Ils permettent d'éclairer l' Âme, d'avancer sur le chemin Lumineux , de la Paix et de ressentir le bonheur à l'intérieur de son Coeur.
Merci mon Guide de protéger mes ami(e)s, de les guider, de leur amener le soleil dans leur cœur .
Je remercie mon éditrice de son soutien, d'avoir accepté de publier mon second livre .

Je remercie mes deux Étoiles , mon oncle Robert et ma grand-mère Germaine, de veiller sur mes enfants chéris et sur moi -même .
Merci pour vos messages, vos clins d'œil qui me remplissent d'Amour Inconditionnel.

J'aime écouter Ma Petite Voix du Coeur ,
J'aime écouter Votre Petite Voix qui m'insuffle que vous êtes toujours près de moi, merci pour votre Lumière . Recevez tout mon Amour .

Je vous aime.

CONTACT

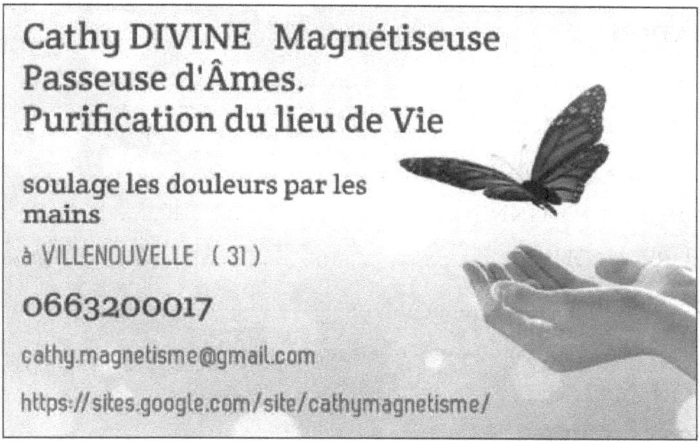

Page Facebook : Cathy Magnétiseuse Passeuse d'Âmes Purification du lieu de Vie.

Je remercie tous mes ami(e)s Facebook pour leur fidélité, leur Amitié, leur Amour.. je vous adore :) Gros bisous du Coeur !

Cathy DIVINE

Table des Matières

FSC
www.fsc.org
MIX
Papier | Fördert gute Waldnutzung
FSC® C083411

Kolibri 360 GmbH
Ferdinand-Jühlke-Straße 7
99095 Erfurt, Deutschland
produktsicherheit@kolibri360.de

Druck:
CPI Druckdienstleistungen GmbH
im Auftrag der
Kolibri 360 GmbH
Ferdinand-Jühlke-Str. 7
99095 Erfurt